Le petit journal

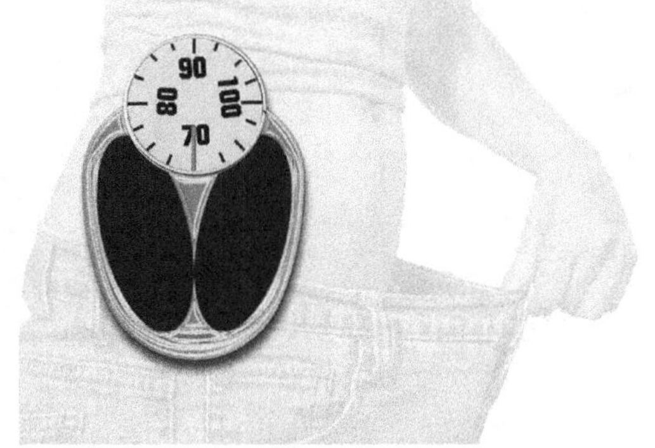

idéal pour suivre votre poids ou celui de votre partenaire afin de rester concentré sur la perte de poids et de rester motivé à suivre votre régime.

RELEVE DE POIDS

DATE	HEURE	POIDS	NOTES

RELEVE DE POIDS

DATE	HEURE	POIDS	NOTES

RELEVE DE POIDS

DATE	HEURE	POIDS	NOTES

RELEVE DE POIDS

DATE	HEURE	POIDS	NOTES

RELEVE DE POIDS

DATE	HEURE	POIDS	NOTES

RELEVE DE POIDS

DATE	HEURE	POIDS	NOTES

RELEVE DE POIDS

DATE	HEURE	POIDS	NOTES

RELEVE DE POIDS

DATE	HEURE	POIDS	NOTES

RELEVE DE POIDS

DATE	HEURE	POIDS	NOTES

RELEVE DE POIDS

DATE	HEURE	POIDS	NOTES

RELEVE DE POIDS

DATE	HEURE	POIDS	NOTES

RELEVE DE POIDS

DATE	HEURE	POIDS	NOTES

RELEVE DE POIDS

DATE	HEURE	POIDS	NOTES

RELEVE DE POIDS

DATE	HEURE	POIDS	NOTES

RELEVE DE POIDS

DATE	HEURE	POIDS	NOTES

RELEVE DE POIDS

DATE	HEURE	POIDS	NOTES

RELEVE DE POIDS

DATE	HEURE	POIDS	NOTES

RELEVE DE POIDS

DATE	HEURE	POIDS	NOTES

RELEVE DE POIDS

DATE	HEURE	POIDS	NOTES

RELEVE DE POIDS

DATE	HEURE	POIDS	NOTES

RELEVE DE POIDS

DATE	HEURE	POIDS	NOTES

RELEVE DE POIDS

DATE	HEURE	POIDS	NOTES

RELEVE DE POIDS

DATE	HEURE	POIDS	NOTES

RELEVE DE POIDS

DATE	HEURE	POIDS	NOTES

RELEVE DE POIDS

DATE	HEURE	POIDS	NOTES

RELEVE DE POIDS

DATE	HEURE	POIDS	NOTES

RELEVE DE POIDS

DATE	HEURE	POIDS	NOTES

RELEVE DE POIDS

DATE	HEURE	POIDS	NOTES

RELEVE DE POIDS

DATE	HEURE	POIDS	NOTES

RELEVE DE POIDS

DATE	HEURE	POIDS	NOTES

RELEVE DE POIDS

DATE	HEURE	POIDS	NOTES

RELEVE DE POIDS

DATE	HEURE	POIDS	NOTES

RELEVE DE POIDS

DATE	HEURE	POIDS	NOTES

RELEVE DE POIDS

DATE	HEURE	POIDS	NOTES

RELEVE DE POIDS

DATE	HEURE	POIDS	NOTES

RELEVE DE POIDS

DATE	HEURE	POIDS	NOTES

RELEVE DE POIDS

DATE	HEURE	POIDS	NOTES

RELEVE DE POIDS

DATE	HEURE	POIDS	NOTES

RELEVE DE POIDS

DATE	HEURE	POIDS	NOTES

RELEVE DE POIDS

DATE	HEURE	POIDS	NOTES

RELEVE DE POIDS

DATE	HEURE	POIDS	NOTES

RELEVE DE POIDS

DATE	HEURE	POIDS	NOTES

RELEVE DE POIDS

DATE	HEURE	POIDS	NOTES

RELEVE DE POIDS

DATE	HEURE	POIDS	NOTES

RELEVE DE POIDS

DATE	HEURE	POIDS	NOTES

RELEVE DE POIDS

DATE	HEURE	POIDS	NOTES

RELEVE DE POIDS

DATE	HEURE	POIDS	NOTES

RELEVE DE POIDS

DATE	HEURE	POIDS	NOTES

RELEVE DE POIDS

DATE	HEURE	POIDS	NOTES

RELEVE DE POIDS

DATE	HEURE	POIDS	NOTES

RELEVE DE POIDS

DATE	HEURE	POIDS	NOTES

RELEVE DE POIDS

DATE	HEURE	POIDS	NOTES

RELEVE DE POIDS

DATE	HEURE	POIDS	NOTES

RELEVE DE POIDS

DATE	HEURE	POIDS	NOTES

RELEVE DE POIDS

DATE	HEURE	POIDS	NOTES

RELEVE DE POIDS

DATE	HEURE	POIDS	NOTES

RELEVE DE POIDS

DATE	HEURE	POIDS	NOTES

RELEVE DE POIDS

DATE	HEURE	POIDS	NOTES

RELEVE DE POIDS

DATE	HEURE	POIDS	NOTES

RELEVE DE POIDS

DATE	HEURE	POIDS	NOTES

9 781660 243709